DE

LA CAUTÉRISATION

AU NITRATE D'ARGENT

AIDÉ

DU CONTACT DU ZINC MÉTALLIQUE

PAR

LE Dr P. AUBERT

Chirurgien en chef désigné de l'Antiquaille.

LYON

ASSOCIATION TYPOGRAPHIQUE

RIOTOR, RUE DE LA BARRE, 12

—

1875

DE

LA CAUTÉRISATION

AU NITRATE D'ARGENT

AIDÉ

DU CONTACT DU ZINC MÉTALLIQUE

PAR

LE Dr P. AUBERT

Chirurgien en chef désigné de l'Antiquaille.

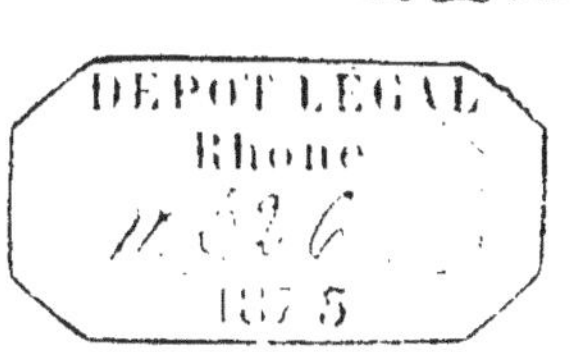

LYON

ASSOCIATION TYPOGRAPHIQUE

RIOTOR, RUE DE LA BARRE, 12

—

1875

CAUTÉRISATION AU NITRATE D'ARGENT

AIDÉ DU CONTACT DU ZINC MÉTALLIQUE

Cette nouvelle méthode de cautérisation, inaugurée par le professeur Corradi, et que notre collègue M. Jullien, aujourd'hui agrégé à la Faculté de Nancy, avait fait connaître à Lyon, à son retour d'un voyage en Italie, vient d'être l'objet d'un mémoire de M. Jules Chéron, médecin de Saint-Lazare. Ce distingué confrère, tout en confirmant la valeur clinique de ce moyen, donne de son action une interprétation que nous croyons erronée.

Nous nous sommes donc déterminé à publier quelques recherches que nous avons faites sur cette méthode, et cela, soit dans le but de répandre la connaissance d'un moyen efficace de traitement, soit surtout pour donner de son action une théorie exacte et exposer les conséquences légitimes que l'on peut déduire de cette théorie.

La manière d'opérer est la suivante : on touche la surface à modifier, soit avec le crayon de nitrate d'argent, soit avec une solution concentrée de ce sel (50 % ou 100 %); puis, aussitôt après, on promène sur la même surface un crayon de zinc bien décapé. Sous l'influence de ce contact, on voit immédiatement la partie touchée devenir d'un beau noir.

Nous examinerons plus loin quels phénomènes complexes

se produisent alors et quelle part il faut attribuer à chacun d'eux dans les résultats obtenus.

C'est contre certaines syphilides exubérantes que Corradi avait préconisé ce moyen, et c'est dans le traitement des syphilides papulo-hypertrophiques que M. Chéron en a obtenu de remarquables résultats. En effet, 18 malades traitées par le nitrate d'argent aidé du zinc ont mis en moyenne 9 jours à guérir, alors que 23 malades traitées par le nitrate acide de mercure n'étaient guéries qu'après 29 jours, et que 26 malades traitées simplement par le repos, les bains et les poudres inertes n'obtenaient le même résultat qu'après une moyenne de 53 jours.

Ces résultats cliniques sont remarquables et méritent d'être connus et signalés; ils démontrent que dans certains cas déterminés, dont le nombre s'accroîtra sûrement par une expérience plus étendue, le nitrate d'argent aidé du zinc a une efficacité infiniment plus grande que le nitrate d'argent seul.

Nous arrivons maintenant à ce qui fait l'objet essentiel de notre travail, l'étude théorique de la question, la recherche et l'interprétation des phénomènes qui se produisent.

Nous aurons à étudier successivement les points suivants :

1° Que se passe-t-il dans l'application du nitrate d'argent seul sur les tissus ?

2° Aux dépens de quels sels d'argent s'effectue l'action chimique dans l'application du nitrate d'argent aidé du zinc?

3° Le zinc est-il le seul métal avec lequel une pareille action puisse se produire ?

4° Quel est l'ensemble des phénomènes qui se passent dans l'application du nitrate d'argent aidé du zinc, et quel est celui de ces phénomènes auquel est due l'action utile ?

De l'étude de ces différents points pourront ressortir ensuite quelques considérations générales.

1° Que se passe-t-il dans l'application du nitrate d'argent seul sur les tissus ?

Sur une plaie ou sur une muqueuse, en un mot sur une surface sécrétante, il se produit immédiatement une tache opaline ou d'un blanc-laiteux, suivant que l'action a été plus ou moins profonde. On admet que cette teinte est due à la transformation du nitrate d'argent en albuminate et surtout en chlorure d'argent au contact des liquides organiques qui sont tous plus ou moins chargés de chlorure de sodium. Mais cette transformation n'est pas instantanée, et il reste pendant un temps plus ou moins long, et qui dépend de l'abondance de la sécrétion, une certaine quantité de nitrate d'argent libre.

Ce fait qui, ainsi que nous le verrons, a de l'importance dans le traitement qui nous occupe, est facile à démontrer. Si de suite après avoir promené le crayon de nitrate d'argent sur une plaie, on lave cette plaie avec de l'eau distillée, on voit que l'eau entraîne un sel d'argent soluble que les réactifs démontrent être le nitrate ; si plus simplement encore on applique aussitôt sur la plaie une feuille de papier, on peut retrouver à la surface de cette feuille par divers réactifs, et surtout avec le bichromate de potasse en cristal ou en solution (liquide de Muller), la réaction rouge caractéristique de l'argent.

Si l'on attend un peu, plus ou moins selon l'activité sécrétoire de la surface, tout le nitrate est transformé en albuminate et en chlorure, et les réactifs ne peuvent plus alors révéler la présence d'un sel d'argent soluble.

L'avenir ultérieur de ce mélange d'albuminate et de chlorure varie selon que la partie est exposée ou non à l'action de la lumière ; hors de l'influence de celle-ci, il ne s'effectue pas de réduction sensible du chlorure et la surface reste blanche ; c'est ainsi que sur le col utérin, dans l'intérieur de la cavité utérine, à la gorge même, la surface touchée reste d'un blanc-laiteux, le lendemain et le surlendemain de la cautérisation. Quand le chlorure d'argent se réduit sous l'influence de la lumière, il se dégage du chlore, et l'on conçoit que ce chlore naissant doive avoir sa part d'action dans l'effet caustique exercé sur les tissus ; aussi peut-on dire que l'action du nitrate d'argent est réduite à son minimum dans les cavités profondes, dans la cavité utérine par exemple, où l'on est tout étonné de voir un crayon de nitrate pur ou mitigé ne produire aucun effet destructeur, mais simplement une modification le plus souvent heureuse. Cela tient à deux causes, d'abord à ce que la transformation du nitrate en chlorure s'effectue aux dépens des liquides sécrétés bien plus que des tissus, puis à ce que ce chlorure une fois formé ne se réduit pas ou à peine, ne dégage dès lors aucun corps susceptible d'agir sur les parties voisines, et par conséquent devient inerte.

Sur une surface sèche, sur la peau, par exemple, on retrouve pendant un temps bien plus long du nitrate libre, car sauf la très-faible portion transformée en chlorure par la transpiration insensible, le nitrate ne se réduit que lentement sous l'influence du contact de la matière organique ; cette réduction s'accompagne de mise en liberté d'acide azotique qui, lui aussi, revendique sa part dans l'effet produit. L'action de la lumière active la réduction du nitrate, mais n'est nullement nécessaire pour que celle-ci se produise et se complète.

Parallèlement à ces réactions chimiques se produisent des

effets électriques, comme cela arrive dans toute réaction qui s'opère, mais ces effets n'ayant qu'une part négligeable dans la modification imprimée aux tissus, nous ne faisons que les mentionner.

2° Aux dépens de quel sel d'argent s'effectue l'action chimique dans l'application du nitrate d'argent aidé du zinc?

Une plaie qu'on vient de toucher avec le nitrate présente donc, à ce moment, un mélange d'albuminate et de chlorure d'argent et du nitrate d'argent libre. C'est exclusivement aux dépens de ce dernier que la réaction se produit. Rien n'est plus facile à démontrer : le crayon de zinc produit instantanément sur la surface touchée au nitrate d'argent une coloration d'un beau noir ; mais si on attend quelques minutes, si on projette sur la surface un peu d'eau salée qui active la transformation du nitrate en chlorure, le contact du zinc ne produit aucun effet. Ce n'est pas que le chlorure d'argent humide ne puisse se réduire au contact du zinc métallique, on a même construit une pile électrique basée sur cette réduction, mais l'effet est très-lent et ne ressemble en rien à l'action instantanée du zinc sur le nitrate, action que l'on peut apprécier en touchant avec une solution de nitrate la surface d'une feuille de zinc. Cette notion que c'est aux dépens du nitrate seul que la réaction s'opère, nous fournit immédiatement des conclusions pratiques sur les conditions dans lesquelles il faut se placer pour que le procédé de Corradi ait son maximum d'action :

1° Il est utile d'essuyer et de sécher doucement la surface pour que celle-ci présente le moins de chlorure de sodium possible ;

2° Il est préférable de se servir d'une solution concentrée de nitrate dans l'eau distillée, car si l'on se sert du crayon la dissolution ne s'opère qu'aux dépens d'un liquide organique plus ou moins chargé de chlorure.

3° Il est nécessaire que le crayon de zinc soit promené aussitôt après l'application du nitrate d'argent. Ceci est facile à comprendre après les explications qui précèdent.

4° Si les conditions de la région s'y prêtent on peut laisser le zinc en place et bénéficier de l'action plus lente qui se produit sur le chlorure d'argent.

Il est possible, même quand tout le nitrate est transformé en chlorure, d'obtenir la réduction instantanée de tout ou partie de ce dernier en mouillant avec un peu d'ammoniaque la surface du crayon de zinc. L'ammoniaque, en effet, dissout le chlorure et permet dès lors au zinc d'agir sur lui. Nous signalons ce moyen qui peut trouver son application dans les cavités kystiques peu sensibles.

3° Le zinc est-il le seul métal avec lequel une pareille action sur le nitrate d'argent puisse se produire ?

On sait, d'après la loi générale de l'action des métaux sur les sels, qu'un métal oxydable déplacera toujours de ses sels un métal moins oxydable. Or, l'argent est un des métaux les moins oxydables ; seuls, l'iridium, le palladium, le platine, le ruthénium et l'or sont moins oxydables que lui ; tous les autres métaux sans exception doivent donc réduire et réduisent les sels d'argent. Mais l'on se tromperait étrangement si l'on croyait que tous ont une action réductrice analogue à celle du zinc. Nous avons à ce sujet expérimenté avec tous les métaux usuels : le zinc, l'étain, le plomb, le cuivre, le fer, le mercure, et de plus le bismuth et l'antimoine, en nous servant de tranches de bœuf comme surface organique destinée à recevoir le nitrate d'argent, et nous avons constaté que si l'étain, le plomb, le cuivre ont une action réductrice égale à celle du zinc, le mercure une action intense, le fer, le bismuth et l'antimoine ont un effet réel mais lent, et qui dès lors ne peut être utilisé.

4° Quels sont les phénomènes chimiques qui se produisent dans l'application du nitrate d'argent aidé du zinc, et auquel de ces phénomènes faut-il attribuer l'action utile ?

Nous avons établi qu'à la surface d'une plaie touchée par le nitrate d'argent il se formait un mélange d'albuminate et de chlorure d'argent, mais qu'il restait, pendant un temps variable quoique très-court, une certaine quantité de nitrate d'argent libre ; nous avons établi aussi que ce n'est point sur le chlorure mais sur le nitrate que s'exerce l'action du zinc. La question se trouve donc simplifiée et résolue en quelque sorte par cette étude préalable. En effet, nous savons par les notions chimiques usuelles et la loi de Wenzel ce qui se passe dans cette action du zinc sur le nitrate d'argent. L'argent est réduit à l'état métallique, l'acide nitrique est mis on liberté, et en même temps le zinc s'unit à cet acide et se substitue à l'argent réduit, équivalent pour équivalent.

Il y a donc réduction de l'argent et formation parallèle de nitrate de zinc. Ce nitrate lui-même reste-t-il à l'état de nitrate, ou bien au contact du chlorure de sodium se transforme-t-il partiellement en chlorure de zinc ? Il est probable, d'après ce que les recherches de Malagutti nous ont appris sur les effets qu'exercent l'un sur l'autre deux sels solubles mis en présence sans qu'il se forme de précipité, que cette transformation en chlorure s'opère partiellement et qu'il y a formation parallèle et équivalente d'azotate de soude. A ce moment donc il y a à la surface d'une plaie ainsi traitée :

L'albuminate et le chlorure d'argent qui n'ont pas été modifiés, mais que la lumière peut ultérieurement décomposer ;

L'argent réduit à l'état métallique ;

L'azotate de zinc ;

Le chlorure de zinc ;

L'azotate de soude ;

Le chlorure de sodium.

De tous ces produits, les uns, tels que le chlorure d'argent, si la lumière ne le réduit pas, l'argent réduit, l'azotate de soude et le chlorure de sodium doivent être considérés comme inertes ou tout au moins peu actifs ; c'est donc en définitive au nitrate et au chlorure de zinc, caustiques actifs comme on le sait. qu'il est rationnel d'attribuer l'action plus énergique qui se produit.

M. Jules Chéron nous paraît ici être tombé dans une erreur complète en attribuant la modification des tissus à leur imprégnation par l'argent métallique ; cet auteur voudrait même qu'on réservât le nom de cathérétiques aux agents qui peuvent modifier les tissus en les imprégnant d'un métal en poudre impalpable. Attribuer ici tout à la réduction rapide de l'argent par le zinc, et à la présence de cet argent c'est ne voir qu'un des côtés de la question, et le moindre. Si nous dénions tout effet actif à l'argent réduit, nous ne lui dénions pas toute utilité ; peut-être, en effet, joue-t-il là le rôle secondaire d'une poudre isolante et inerte. Au contraire, le nitrate et le chlorure de zinc formés sont des sels doués d'une action caustique énergique et qui ne reste ici maintenue dans des limites restreintes qu'à cause de la faible quantité produite. Le chlorure de zinc est suffisamment connu pour que nous n'insistions pas sur ses propriétés, il forme la base de l'énergique pâte de Canquoin ; le nitrate, moins employé et moins connu, est un caustique tout aussi efficace. Nous avons déjà à Lyon une expérience suffisante de cet agent depuis que M. Latour, ancien pharmacien en chef des hôpitaux militaires de Lyon, a préparé une pâte au nitrate de zinc, supérieure à bien des égards à la pâte de Canquoin, et que nous croyons appelée à détrôner celle-ci.

Nous venons d'admettre, en vertu des connaissances chimiques usuelles, la formation d'un nitrate de zinc dans l'application du procédé de Corradi, mais peut-on démontrer directement la formation et la présence de ce sel? Nous sommes arrivé à cette démonstration en nous servant comme surface organique d'expérimentation d'une tranche mince de viande de bœuf. Cette tranche est badigeonnée au nitrate d'argent, puis on passe à sa surface le crayon de zinc, on la lave ensuite à l'eau distillée, et dans cette eau on constate avec les réactifs usuels la présence d'un sel de zinc. Mais comme les sels de ce métal n'ont que des réactions très-faibles dont aucune ne donne de précipité coloré et saisissant, il est préférable pour une démonstration de cours de se servir d'un autre métal à réaction franche et caractéristique. Nous avons pu ainsi sur une plaie peu étendue, en nous servant du cuivre comme agent réducteur, constater très-nettement à la surface d'une feuille de papier ordinaire mise en contact avec la plaie la réaction marron caractéristique du cuivre par le ferro ou le sulfo-cyanure de potassium. La substitution d'un sel équivalent du métal réducteur au sel du métal réduit est donc un fait non-seulement établi par la théorie et les lois générales, mais un fait que tout le monde peut contrôler facilement dans le cas particulier dont il s'agit.

Étant admise la théorie que nous venons d'exposer relativement au mode d'action du procédé de Corradi, théorie qui consiste en somme, lorsque des agents actifs et des corps relativement inertes sont au contact d'une plaie, à attribuer l'effet produit aux agents actifs, nous pouvons déduire certaines conséquences que nous allons maintenant exposer.

Il y a dans ce procédé deux corps employés, le nitrate d'argent et le zinc; n'est-il pas possible de substituer quelque autre agent à l'un ou à l'autre de ces corps? Le protonitrate ou le nitrate acide de mercure, par exemple, ou même simplement l'acide nitrique plus ou moins dilué au nitrate d'argent, puis d'appliquer ensuite le crayon de zinc. Ne pourrait-on même mouiller simplement ce crayon, d'acide nitrique, et l'appliquer aussitôt? Dans tous les cas il y aurait formation de nitrate de zinc à la surface de la plaie.

De même, à la place du zinc, on pourrait, dans certaines syphilides, employer le zinc amalgamé; dans certains onyxis, où les heureux effets du nitrate de plomb sont établis, employer après l'action du nitrate un crayon de plomb.

Il y a là non point un fait isolé, mais une méthode générale qui peut, selon les circonstances et les indications, se modifier au gré du chirurgien. Toute une série de combinaisons avec des sels autres que les nitrates, divers acides et divers métaux, devient possible et trouvera peut-être des applications.

La logique conduit même plus loin; si le nitrate de zinc est le sel vraiment actif, pourquoi ne pas l'employer d'emblée, pourquoi ne pas essayer de le substituer dans la pratique habituelle au nitrate d'argent?

Le nitrate d'argent a des avantages qui sont surtout pharmaceutiques, il peut se couler facilement en crayons minces et d'une résistance suffisante, il est très-peu hygrométrique; ces propriétés en rendent faciles l'emploi et la manipulation. Il a également un avantage clinique, c'est de ne pas pouvoir devenir un agent redoutable s'il se casse dans une cavité ou dans l'épaisseur des tissus; de plus, le chlorure de sodium, que l'on a partout sous la main, vient au besoin en constituer un contre-poison efficace. A côté de ces avantages, il a deux inconvénients, c'est un sel cher, et c'est un sel qui tache soit les doigts, soit le linge des personnes qui l'emploient.

Notre excellent ami et collègue de l'Antiquaille, le docteur Horand, poursuit l'idée vraiment pratique de supprimer autant que possible et de remplacer par d'autres les médicaments qui tachent et ceux qui ont une mauvaise odeur. Le nitrate de zinc comparé au nitrate d'argent peut aider à réaliser la première partie de ce programme, car il ne salit ni ne tache ; de plus, il est d'un prix bien moins élevé que le nitrate d'argent. Pur, il peut se couler en crayons dont les propriétés physiques ne diffèrent pas beaucoup de celles du nitrate d'argent. Où nous voyons une infériorité et un danger, c'est dans sa puissance caustique redoutable, car si le nitrate d'argent transformé en chlorure devient inerte, le nitrate de zinc, en supposant qu'il subisse partiellement une transformation analogue, ne perd rien de sa puissance.

Il est donc nécessaire de pouvoir faire des crayons mitigés de nitrate de zinc ; la solution de cette question, sans être très-facile, peut certainement s'obtenir si nous nous on rapportons aux quelques essais que nous avons faits et que nous poursuivons.

Le nitrate d'argent gardera peut-être sa raison d'être dans les cas où l'on voudra modifier très-légèrement une surface et exciter plutôt que réprimer ; mais dans tous les cas où l'on recherche un effet plus énergique, pour réprimer des bourgeons charnus exubérants, des surfaces végétantes syphilitiques ou autres, des parois kystiques plus ou moins épaisses, le nitrate d'argent aidé du zinc ou le nitrate de zinc d'emblée nous paraissent préférables.

En terminant ce mémoire théorique et chimique, sans doute, mais où l'on trouvera cependant, nous l'espérons, une quantité suffisante de faits et d'aperçus directement applicables à la clinique, nous voulons présenter encore quelques considérations sur l'application des médicaments par double décomposition.

Le procédé de Corradi est une application particulière de cette méthode générale des doubles décompositions; cette méthode, qui a l'avantage de porter au contact des tissus les médicaments à l'état naissant, et peut-être alors dans des conditions particulières d'activité, n'est employée que d'une manière très-restreinte, et il y aurait certainement avantage à la généraliser plus qu'on ne le fait. Cependant il est quelques exemples de son emploi; ainsi la potion de Rivière, l'usage d'un mélange de chaux et de sel ammoniac comme rubéfiant. Nous-même, nous faisons suivre habituellement les badigeonnages à la teinture d'iode pratiqués le soir, d'une application de solution alcoolique ou aqueuse de potasse ou de carbonate de potasse faite le matin. Il reste ainsi au contact des tissus de l'iodure de potassium; et la tache produite sur la peau par l'iode est détruite pendant le jour, ce qui, sur les régions découvertes, la face, les mains et le cou, n'est pas sans importance. Toute une série de combinaisons de même ordre peut être réalisée, et la pathologie cutanée dans laquelle les médications locales sont appliquées sur des surfaces, nous paraît se prêter le plus favorablement à l'emploi fréquent de la méthode des doubles décompositions.

En résumant ce qui ressort de plus net de l'étude que nous venons de faire, nous concluerons :

1° Que dans l'emploi du nitrate d'argent suivi de l'application d'un crayon de zinc métallique, l'efficacité plus grande est due à l'action du nitrate de zinc produit.

2° Qu'il est dès lors légitime de proposer et d'essayer de substituer directement le nitrate de zinc pur ou mitigé au nitrate d'argent, ce dernier sel ayant l'inconvénient d'être cher et de salir les objets avec lesquels il est en contact.

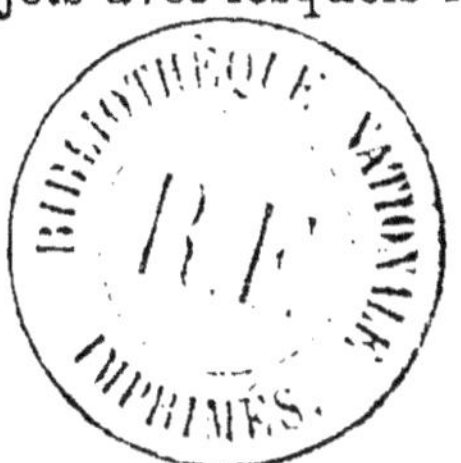

www.ingramcontent.com/pod-product-compliance
Lightning Source LLC
LaVergne TN
LVHW021802030726
842523LV00003B/1159